市民健康普及教育丛书

居家护理科普

科普

100问

主　编　徐琴鸿　陈　洁　王卫红
副主编　蔡海娜　金占萍　张　洁

ZHEJIANG UNIVERSITY PRESS
浙江大学出版社
·杭州·

图书在版编目（CIP）数据

居家护理科普100问 / 徐琴鸿，陈洁，王卫红主编
. — 杭州 ：浙江大学出版社，2023.7
　ISBN 978-7-308-23661-4

　Ⅰ. ①居… Ⅱ. ①徐… ②陈… ③王… Ⅲ. ①护理
学—问题解答 Ⅳ. ①R47-44

中国国家版本馆CIP数据核字(2023)第064621号

居家护理科普100问

JUJIA HULI KEPU 100 WEN

徐琴鸿　陈　洁　王卫红　主编

策划编辑	柯华杰
责任编辑	葛　娟
责任校对	朱　辉
封面设计	林智广告
出版发行	浙江大学出版社
	（杭州市天目山路148号　　邮政编码　310007）
	（网址：http://www.zjupress.com）
排　　版	杭州林智广告有限公司
印　　刷	杭州捷派印务有限公司
开　　本	889mm×1194mm　1/32
印　　张	3.25
字　　数	53千
版印次	2023年7月第1版　2023年7月第1次印刷
书　　号	ISBN 978-7-308-23661-4
定　　价	25.00元

总 序

SERIES FOREWORD

　　疾病，自古以来就是人类无法绕过的话题，它与人类相伴相随，一直影响着人类社会和人类文明。随着科技的飞速进步及社会的不断发展，人类在与疾病的斗争中不断取得胜利，人类对于自身的健康有了越来越多的主动权。特别是近年来，随着国民健康意识的不断提升，越来越多的人关注健康问题，追求"主动健康"。国家也在以前所未有的力度推进"健康中国"建设，倡导健康促进理念，深入实施"将健康融入所有政策"。2019 年 7 月，国务院启动"健康中国行动（2019—2030 年）"，部署了 15 个专项行动，其中第 1 项就是"健康知识普及行动"，这也凸显了国家对健康知识普及工作的重视。

　　健康科普是医务工作者的责任，也是医务工作者的义务。人们常说，"医者，有时是治愈，常常是帮助，总是去安慰"。作为医生，我们在临床工作中，发现许多患者朋友有共同的问题或困惑，如果我们能够提前做好科普，答疑解惑，后续的治疗就能事半功倍。通过科普书籍传递健康知识，打破大众的医学认知壁

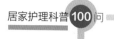

垒，能为未病者带去安慰，增强健康知识储备；为已病者提供帮助，使其做一个知情的患者；给久病者以良方，助其与医生共同对付难缠的疾病。这就是编写本丛书的初衷，也是编写本丛书的目的。

都说医生难，其实大部分没有医学知识的普通民众更难。面对庞杂的医疗信息，面对各地不均衡的医疗水平，面对复杂的疾病，一方面要做自己健康的第一责任人，另一方面还要时刻关注家人的身心健康。我作为医生同时又是医院管理者，也一直在思考能为广大民众做点什么，以期既能够治愈来医院就诊的患者，又能为出于这样或那样的原因不能来医院面诊的患者解决问题。

这套科普丛书，就可以解决这个问题。它以医学知识普及为目的，从医生的专业角度，为患者梳理了常见疾病预防治疗的建议。丛书共 15 册，涵盖了情绪管理、居家护理、肥胖、睡眠、糖尿病、肾脏病、糖尿病肾脏病、口腔健康、呼吸系统疾病、骨质疏松、脑卒中、心脏病、高血压、女性卵巢保护、前列腺疾病 15 个主题。每册包含 100 个常见问题（个别分册包含 100 多个常见问题），全书以一问一答的形式，分享与疾病相关的健康知识。丛书的编者都拥有丰富的临床经验，是各科室和学科专业的骨干。丛书分享的知识点都来源于一线医务工作者在疾病管理中的实践经验，针对性强。通过阅读，你可以快速而有针对性地找到自己关心的问题，并获得解决问题的办法，从而解除健康困扰。你也可以从别人的问题中受到些许启发，从而在守卫健康的过程中少走一些弯路，多做一些科学的、合理的选择，养成良好的健康生活方式。因此，特撰文以推荐，希望我们这个庞大的医生朋友团队用科普的力量，在促进健康的道路上与你一路同行。

　　未病早预防，有病遇良方，愿大家都能永葆健康！

2023 年 3 月

随着疾病谱的变化和老龄化进程的加速，慢性病的发病率逐年提高。在高质量的社会进程下，护理模式也从传统的医疗机构护理延伸到家庭照护。借鉴国内外相关经验，以开展居家护理作为护理延伸服务的有效形式，结合我国当前日益增长的护理需求，在制定出符合我国国情的居家医疗护理实践标准的同时提升家庭照护人员的护理专业能力，通过多举措来加强居家医疗护理服务的安全防范管理也迫在眉睫。

《居家护理科普 100 问》的编写与出版，对于解决医疗卫生资源日益严峻的供求矛盾，加强居家护理服务，使患者在熟悉的家庭环境中接受护理与休养，促进患者的康复与心理安慰，具有重要的意义。通过建立和完善"以医疗机构为支撑、社区服务为依托、居家护理为基础"的长期护理服务体系，可以提高对长期卧床患者、晚期姑息治疗患者、老年慢性病患者、婴幼儿等特殊人群进行护理、康复、健康教育等服务的能力，促进专业护理与家庭照护的合理分工，在医院—家庭共同参与的模式中提升家庭照护能力。

　　本书涉及各类专业的居家护理知识，内容涵盖各类管路（如 PICC、引流管、导尿管等）的观察与护理，常见慢性病患者的饮食、运动、服药注意事项，手术后并发症的防范、功能锻炼方法，放疗、化疗的皮肤护理及并发症预防，儿童常见疾病的护理，产后常见问题的护理，老年人的生活护理及常见问题的护理等，为需要居家护理的特殊人群提供生活照料、康复护理和精神慰藉等方面的指导，对科学合理的双向居家护理模式发展具有实用意义。

　　本书旨在对日常照护工作中遇到的实际护理问题进行整理，通过通俗易懂的文字将复杂的健康知识更加科学化地传播给群众，不断深化居家护理的延伸服务，从而给广大读者提供帮助。

徐琴鸿

2023 年 3 月

目 录

CONTENTS

1

1 肿瘤患者放疗期间如何运动？

肿瘤患者在放疗期间可以根据自身身体状况、放疗反应等选择不同的中低强度的有氧耐力运动。

（1）运动项目：步行、慢跑、上下楼梯、有氧健身操、太极拳、八段锦等。

（2）运动强度判断：①主观感觉。不疲惫、微微出汗为中等强度。②说话试验。可说短句子，不能说完整句子为中等强度。气喘吁吁，不能说话为高强度。

（3）运动时间和频率：每天运动时间为 30 分钟，每周运动次数为 3 次左右。

（4）运动三部曲：运动前热身，热身 5～10 分钟，一般采取压腿、腰部转体等全身各关节的活动。运动后调整，调整 5～10 分钟，可采取慢走、原地踏步、拉伸运动等。运动后注意补足水分和营养。

2 输液港置管后，日常需要注意什么？

植入输液港不影响日常生活，但需要注意以下方面：保持植入部位皮肤清洁干燥；术后一周就可以洗澡；避免大幅度的低头弯腰动作，如穿鞋、捡东西时要下蹲；可以进行跳舞、跑步、蛙泳等运动，但避免自由泳、俯卧撑、引体向上、举重、打高尔夫球、打网球等上肢活动度较大的体育锻炼； 避免重力撞击输液港部位。

如果肩颈部出现疼痛或植入输液港一侧出现上肢肿胀、疼痛等症状，请及时回医院就诊。

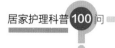 3 化疗以后皮肤为什么变黑了？

化疗以后皮肤变黑是化疗常见的不良反应，部分化疗药物可导致皮肤色素沉着，常发生于面部、双手及双足，对人体无特殊影响，化疗结束后会逐渐恢复正常。

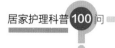 4 服用糖皮质激素须注意什么？

（1）糖皮质激素药物按剂量、餐后服用，同时使用护胃、补钙药，以预防激素对胃肠道的影响及发生骨质疏松。

（2）服药期间须选择低盐、低糖、低脂、高钙、富含优质蛋白质和钾离子的食物，如鱼、虾、蛋、牛奶、西红柿、香蕉等。

（3）勤漱口，保持口腔清洁。因为服药期间可能发生霉菌感染，如有白斑等异常情况，须及时就医。适当锻炼，注意安全，预防跌倒，避免骨折等意外发生。

（4）定期复诊，监测血糖、血压、血电解质及血脂的变化。

❓ 5　系统性红斑狼疮患者日常生活中须重点注意什么？

系统性红斑狼疮患者应重视日常皮肤护理和饮食。

（1）每天用温水清洗皮肤，不能使用碱性肥皂，避免接触各种刺激性物品，如烫发剂和染发剂；避免阳光直接照射裸露的皮肤，禁止日光浴。

（2）饮食应摄入足量蛋白质、维生素和水分，避免进食无花果、芹菜、苜蓿、蘑菇、烟熏食物、海产类食物，戒除烟酒。

❓ 6　风湿疾病引起的关节炎患者如何正确运动？

风湿疾病引起的关节炎患者运动谨记：运动量从小到大，时间从短到长，次数从少到多。如果运动后

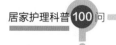

关节酸胀持续时间超过 1 小时，疼痛持续时间超过 2 小时，第二天仍有疼痛及肿胀，则提示运动量过度。

晨起时有关节僵硬的，睡觉时可戴弹力手套保暖；晨起用热水浸泡僵硬的关节，适度活动关节。出现关节疼痛的，及时就医。

7 皮肌炎患者进食时须注意什么？

皮肌炎患者进食时尽量取坐位或半卧位，须细嚼慢咽，少量多餐，餐后 30～60 分钟尽量避免卧位。轻度吞咽困难者，给予流质或半流质食物，少量缓慢进食；无呛咳或呛咳较少者，可进软食；吞咽重度困难者，宜提前干预留置胃管。

8 痛风患者的饮食须注意什么？

痛风患者应管住嘴，多饮水，每日饮水量大于等于 2000 毫升；少吃高嘌呤食物，如动物内脏、海鲜、浓肉汤、鱼子；多吃蔬菜瓜果类；限酒。

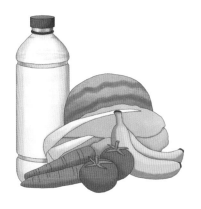

? 9 乳腺癌术后患侧肢体如何进行功能锻炼?

（1）术后1~2天进行手腕、肘关节练习：患肢肩关节自然内收制动，循序渐进地进行肘关节及其以下各关节练习。

①伸指、松握拳练习：锻炼时要有一定的力量，可以使用弹力球协助。

②手腕练习：上下活动手腕,配合内旋、外旋运动。

③肘关节练习：上下屈伸前臂。

（2）术后3~8天：患肢肩关节自然内收制动，练习患侧手触摸同侧耳垂及触摸对侧肩膀。

（3）术后7天：开始用患侧手刷牙、洗脸、吃饭，

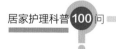

尽可能将上肢保持在心脏以上水平。

（4）患者伤口愈合后（由主治医师判断）：患者无皮下积液出现时，开始循序渐进地进行肩关节练习，全肩关节活动范围在90°以下。

①肩关节前屈——抱肘运动：患肢放至胸前，健侧手握患侧手肘部，抬高至胸前。

②肩关节内外旋——松肩运动：肩关节往前旋转低头含胸，往后旋转抬头挺胸。

③肩关节外展内收——收展运动：双手向两侧展开45°，左右两手斜下于腹前交叉，重复展开。

④肩关节后伸——钟摆运动：患者站立，患肢自然下垂，练习前后摆动运动。

（5）腋下引流管拔除后2周左右：如无腋下积液可以增加肩关节的锻炼强度，进行全范围的肩关节活动。

①肩关节内收外展——收展运动：双手向两侧展开、左右两手于腹前交叉，重复展开。

②肩关节前屈后伸——屈伸运动：健侧手握患侧手腕，抬高至胸部以上，尽力前屈；恢复直立位，上肢进行前后摆动。

③肩关节内外旋——体转运动：患肢屈曲置于胸前，健肢屈曲置于背后，肩关节随身体做顺时针和逆时针体转运动；患肢屈曲置于背后，健肢置于胸前同样方式运动。

④肩关节部分上举——手指爬墙运动：身体面向并尽量贴近墙壁，患肢手掌贴墙，手指一步一步向上爬，直至疼痛不能耐受为止，然后再向下移动至原位。每日记录爬墙高度，直至手臂能完全伸直。

⑤肩关节完全上举——擦背训练：当患肢上举达180°后，进行双手交叉拉毛巾擦背训练，达到患侧肢体越过头顶触摸到对侧耳朵为目标。

乳腺癌术后应循序渐进地坚持进行患肢功能锻炼。功能锻炼有利于恢复肩关节功能和消除水肿，持续时间应在 6 个月以上。

❓⚪10　乳腺癌术后如何保护患侧肢体？

（1）患侧肢体避免抽血、注射、输液、量血压。

（2）患侧肢体不能佩戴戒指、手镯、手表等各类首饰。

（3）患侧肢体不可提大于 5 千克的重物，不可长时间下垂，背包不可过重，避免过度用力，肢体摆动幅度不宜过大。

（4）避免穿紧身、化纤质地的衣服，可选择宽松、全棉的衣服。

（5）避免皮肤破损及蚊虫叮咬，勿抓破，避免感染。

（6）睡觉时以健侧卧姿为主，避免患肢受压。平睡时需在患侧肩关节下垫软枕，以改善患肢的静脉回流。

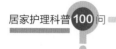 11　乳腺癌术后腋下引流管带回家，发生脱管时该如何处理？

发生脱管时应立即检查引流管脱出程度。

（1）如果是全部脱出，立即用清洁干毛巾或创口贴保护好引流伤口，带上脱出的引流管立即就医，有利于医生对病情的判断。

（2）如果是部分脱出，用家中的创口贴或胶布妥善固定引流管后立即就医。

12 甲状腺切除术后是否需要长期服药? 服药过程中需要注意什么?

（1）双侧甲状腺切除术后需要终身服用药物（甲状腺素片），若为单侧或者部分切除则根据甲状腺激素检验结果，由医生判断是否需要继续服用药物。用药过程中不能随意改变剂量，需要定期复查，用药过程中定期监测甲状腺功能。

（2）甲状腺素片服用注意事项如下。

①须早晨空腹服用，即早餐前半小时至 1 小时服用。

②不能与其他药物同时服用，如需服用其他药物，应间隔服用。

③高纤维素食物、浓咖啡、豆制品应尽量与甲状腺素片间隔 4 小时以上食用，以免影响药物吸收。

④不能过量服用，以免出现骨质疏松、心动过速、心悸、失眠、体重下降、易烦躁等。

⑤如果漏服 1 次，可在第二天服用 2 倍剂量。

13 疝气术后日常活动需要注意什么?

疝气俗称小肠气，该手术后 3 个月内应避免重体

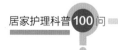

力劳动或提举重物、剧烈咳嗽、用力排便等增加腹内压的动作，防止疝气复发。

14　胆囊切除术后饮食需要注意什么？

胆囊切除在手术后的两周内应选择低脂、高维生素、富含膳食纤维等清淡食物，进食少量多餐，不能吃油腻如肥肉、鸡皮、鸭皮、炸鸡块、薯条等食物，多摄入新鲜蔬菜、水果。

15　胆囊切除术后出现大便次数增加是否正常？

胆囊切除术后出现稀便，一般每日少于4次，可能出现了胆汁性腹泻，属于术后正常现象。选择低脂、低胆固醇饮食，避免辛辣刺激性食物，可以减轻腹泻症状。经过一段时间适应，排便次数会逐渐恢复正常。

16　胆道术后带引流管回家，如何做好日常护理？

保持管道通畅，防止扭曲、折叠、受压。活动时引流管不可高于引流管口平面，防止逆流引起感染。

翻身、活动时应妥善固定引流管，防止管道滑脱。如果发生管道脱出，立即用干净毛巾或纱布捂住伤口前往附近医院就诊。

17 日常生活中如何预防胰腺炎?

胰腺炎高发人群：胆道疾病、长期酗酒、暴饮暴食、高脂血症等。

日常预防：须积极治疗胆道疾病；纠正不良生活习惯，避免暴饮暴食，进食有节制，按照每餐"八分饱"的标准决定每餐进食量；禁止过度饮酒；严格控制血糖、血脂可对胰腺炎进行有效预防。

18 心脏瓣膜置换手术后居家期间出现哪些症状是危险信号?

（1）当你感到心脏长长的咔哒声突然改变或消失，可能为心脏瓣膜工作异常信号。

（2）心慌、胸闷甚至胸部有压迫感，上臂、背部等出现疼痛、麻木感，同时伴有头晕、恶心、出冷汗等症状，可能是心脏病突发信号。

（3）出现面瘫、单侧肢体麻木、视觉障碍、行

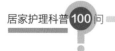

走困难等症状，可能是脑卒中突发信号。

（4）还可能出现体重异常快速增加、双侧下肢肿胀麻木、持续发热、牙龈出血、鼻出血、皮下淤斑等各种异常信号。

以上均为危险信号，须立即就医。

19 心脏瓣膜置换手术后需要终身服用华法林吗？漏服该怎么办？服用期间应注意什么呢？

（1）心脏瓣膜置换分为两种，置入机械瓣膜者需要终身服用华法林，置入生物瓣膜者服用华法林3～6个月。

（2）如果漏服华法林，不能在第二天追加剂量，只需继续正常服药即可，如出现胸闷等不适，立即就医。

（3）服用华法林期间，应避免长期大量进食维生素 K 含量高的食物，如菠菜等绿色蔬菜、猪肝等，以免影响药物疗效。同时需要注意有无出血倾向，如牙龈出血、鼻出血、血尿、黑便等抗凝过量表现；有无肢体发凉、苍白伴疼痛等肢体血栓形成，有无头晕头痛、肢体麻木乏力等脑栓塞形成。以上均为抗凝不足的表现。出现上述症状，不可自行调整药物剂量，应立即就医。

20 下肢静脉曲张手术后弹力袜需要穿多久？弹力袜可以洗吗？

下肢静脉曲张手术后需穿弹力袜 3~6 个月。弹力袜可用中性洗涤剂手洗，水温不超过 30℃，勿拧、勿暴晒，平摊晾干。

21 为什么肺部手术后会出现咳嗽？

肺部手术后出现咳嗽与肺组织局部炎症、手术瘢痕和气管缝合等有关。术后修复需要 1~3 个月。大部分人的咳嗽往往在术后 3 个月内可自行缓解，较长者可持续半年以上，请不必过于担心。如果咳嗽频繁影响生活或工作，和（或）伴有咯血、发热等异常情况，请尽快就医。

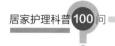 22 肺部手术后日常活动时出现胸闷气促的情况应如何应对?

肺部手术后胸闷气促主要是由手术后肺组织损伤、身体未完全适应所致，这些症状往往通过休息是无法完全缓解的。出院后应尽早恢复日常活动，可通过坚持运动和呼吸功能锻炼（如吹气球、使用呼吸功能锻炼器、有效咳嗽、腹式呼吸等），改善心肺功能，缓解上述症状。

（1）缩唇——腹式呼吸训练法具体如下。

①取任何舒适放松体位。

②紧闭嘴唇，用鼻吸气时，膈肌收缩，腹部向外鼓起；缩唇呼气时腹部内收，膈肌松弛。

③呼吸频率 8～12 次 / 分。

（2）有效咳嗽、咳痰具体方法如下。

①体位：取坐、立、卧位。

②手掌稍用力向伤口中心挤压，护住伤口。

③深呼吸：由鼻慢慢吸气，同时紧闭嘴，默数 "1、2"，将腹部鼓起，并短暂停顿；呼气时，则缩唇缓慢呼气，嘴唇呈吹口哨状将气体呼出，腹部尽量回缩，心中默数 "1、2、3、4"，呼吸比为 1 ：2。

④有效咳嗽：进行 4 次深呼吸后，再深吸一口气后屏气 3~5 秒，身体前倾，从胸腔进行 2~3 次短促有力咳嗽。

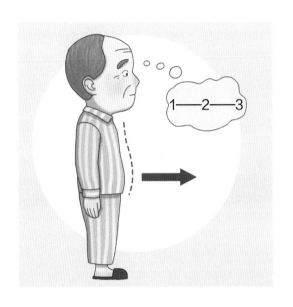

❓ 23　食管手术出院后饮食上需要注意什么？

食管手术出院后应少食多餐，细嚼慢咽；提供高热量、优质蛋白质、富含维生素软食及适量的弹性食物，如肉、蛋、海鲜、蔬菜、小块馒头及面包等，防止吻合口挛缩；不能进食干硬、粗糙的食物；进食后站立 30 分钟至 1 小时，睡前 2 小时避免进食；睡眠时床头抬高 15°～30°；如果出现吞咽困难、烧心、胸骨后疼痛等不适，应考虑食管狭窄等可能，请及时就医。

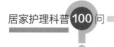 24　胃肠息肉摘除前后要注意什么？

胃肠息肉摘除前：

（1）停用抗凝药物一周。

（2）胃息肉摘除当天需要禁饮禁食 6～8 小时；肠息肉摘除当天，按医生要求完成肠道清洁准备。

（3）有活动性假牙者提前取下假牙。

胃肠息肉摘除后：

（1）注意休息，在 2～3 周内避免剧烈运动，如跑步、游泳、登高楼等。

（2）摘除单个小息肉当天可进温凉水或米汤；摘除直径大于 1 厘米的息肉应禁食 24 小时以上，后可进温凉流质饮食，再逐步进半流质或少渣饮食，并持续 2 周以上。

（3）不可用力排便，大便干结时可适当使用开塞露等通便，注意观察大便颜色变化，若出现血便、柏油样便应及时就医。

（4）术中使用的金属夹，大部分会在2个月内自动脱落，该时段内避免进行磁共振等检查。

（5）按照医生嘱咐服用药物，定期复查。

25 幽门螺杆菌检测阳性，服用杀菌药物期间应注意什么？

（1）通常服药疗程为10~14天，足量、按疗程服药。

（2）抗生素在饭后服用；质子泵抑制剂和铋剂在饭前30分钟服用。其中服用铋剂期间大便会变黑，这是正常现象。

（3）服药期间禁酒、戒烟。

（4）注意口腔卫生，勤刷牙、漱口，勤换牙刷（建议在服药前及服药后4周各更换1次），减少细菌在口腔内的定植。

（5）服药结束后，间隔4周以上到医院复查（检测C14）。

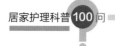

26 溃疡性结肠炎患者，居家灌肠应注意什么？

（1）时间：一般选睡前1小时，排尽大小便。

（2）温度：生理盐水溶液可预先加温，以39～41℃为宜，按要求配好相应药液。

（3）深度、速度：用石蜡油充分润滑肛管前段15厘米（可用开塞露、食用油代替石蜡油），缓慢地呈螺旋式插入肛门，插入长度一般为15～20厘米，速度以60～70滴/分为宜，高度以液面距肛门30～60厘米为宜。

（4）药量：总液体量以100毫升为宜，一般不超过200毫升，以便在肠腔内保留更长时间。

（5）体位管理：首选左侧卧位，或根据病情选择合适的卧位，至少保留药液1小时以上，维持至次日清晨效果更佳，可以使药液充分吸收，达到治疗的目的。

27 胃肠道肿瘤术后如何进行规律复查？

胃肠道肿瘤术后2年之内每3个月复查1次，第3年到第5年每6个月复查1次，5年以后每年复查1次。复查项目包括肿瘤标志物、胸片/胸部CT、腹盆 B 超 / 腹盆增强 CT。胃镜、肠镜须每年复查。

❓ 28　肠造口术后饮食要注意什么？

肠造口术应食用易消化熟食，以高热量、高蛋白质、丰富维生素的少渣食物为主。避免食用辛辣、生冷、烟熏、腌制、油炸食物，避免摄入过多粗纤维（如笋、咸菜、芹菜等）、导致胃肠胀气（如豆类食物、番薯、洋葱、啤酒、牛奶）、产生异味（如洋葱、大蒜等）等食物。回肠造口患者须多饮水，保持大便通畅。

❓ 29　造口回纳术后频繁产生便意怎么办？

造口回纳术后肛门恢复正常排便功能，恢复过程中排便次数增多是一个常见的现象。如出现这种情况，饮食上多食蔬菜、水果，进行盆底肌功能训练。术后肛门括约肌功能恢复大概需要一年时间，肠道功能紊乱现象可逐渐缓解；必要时进行药物调整。

盆底肌功能训练具体方法如下：

（1）排空膀胱，着宽松服装，采用坐位、仰卧位或站立位等舒适体位。

（2）收缩盆底肌 5 秒（即做收缩肛门、同时收缩尿道的动作），开始可只收缩 2～3 秒，逐渐延长时间至 10 秒；放松盆底肌 10 秒（放松肛门、尿道），休息 10 秒，即完成 1 次盆底肌功能训练。

（3）连续做 15～30 分钟，每天重复 3 组或每天做 150～200 次。

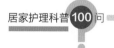 30　阿片类缓释止痛药服用时需注意什么事项？

阿片类药物是治疗中重度疼痛的常见药物，在使用阿片类药物时须注意如下几点：

（1）严格按时服药，保证药物浓度处于稳态，达到最佳镇痛效果的同时，减少药物副作用。

（2）严格按量服药，切勿随意停药或增减药物剂量。

（3）缓释镇痛药物需整颗吞服，避免掰开、碾碎或溶于水。

（4）如有呼吸抑制（呼吸小于 8 次 / 分）、尿潴留等不良反应请及时就诊。

（5）到疼痛门诊定期复查，以便医生根据疼痛情况调整药物剂量。

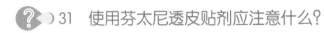

31　使用芬太尼透皮贴剂应注意什么？

芬太尼透皮贴剂是强效阿片类镇痛药，在使用过程中需要注意如下几点：

（1）记录贴剂开始的使用日期和时间，每片贴剂中所含药物足以维持3天（72小时）。

（2）每3天更换一次贴剂，始终在每3天（72小时）后的相同时间更换贴剂。

（3）在使用新贴剂之前，请先去除旧贴剂，不要连续两次在同一位置使用贴剂。

（4）使用一片以上贴剂时，应同时使用，72小时后同时更换。

（5）贴剂应贴在躯干或上臂未受刺激及未受照射的平整皮肤表面，如有毛发，应在使用前剪除（勿用剃须刀剃除）。

（6）贴剂部位避免与电热毯、热水袋等发热源接触，体温超过38.5℃时也会加快药物释放，需要进行降温处理。

（7）若疼痛不能有效控制或出现药物反应不能耐受，须及时就医。

32　保护放疗区皮肤可以做哪些事?

（1）保护定位线：保持定位线清晰，如果定位线出现模糊要及时告知医生，切勿自己描画，以免导致照射位置不准确，影响治疗效果。

（2）穿棉质衣物：放疗期间应穿宽松、柔软、吸汗力强的棉质衣物，避免对皮肤造成刺激。

（3）勿抓挠：及时修剪指甲，勿用手抓挠、摩擦，防止因皮肤破损而引起感染。

（4）勿刺激：放射区皮肤应保持清洁干燥，避免刺激，尽量不用热水袋、冰袋、胶布、化学物品等。

（5）勿暴晒：放射区皮肤应避免阳光直接照射，外出时须撑遮阳伞或穿上具有保护作用的衣物。

33　PICC 带管回家，日常生活应该注意什么?

（1）可以进行穿衣、洗脸、刷牙、梳头等活动，也可做一些轻便的家务，如扫地、洗碗、煮饭等。

（2）平时衣袖不宜过紧，尤其冬天穿脱衣服时，注意要防止把导管带出；穿衣时先穿患侧手臂，脱衣时先脱健侧手臂。

（3）尽量避免用置管侧手臂测量血压。

（4）不要提5千克以上的重物，也不要过度用力、拄拐、做弯腰拾物或俯卧撑等动作，乘坐公交、地铁时不要拉车内悬挂的手环。

（5）睡眠时避免长时间压迫穿刺侧肢体，置管侧手臂不可枕在头部。

（6）禁止盆浴、游泳；可以淋浴，淋浴时使用PICC防水护套做好防护，避免打湿穿刺处皮肤及敷贴。

（7）每日进行置管侧功能锻炼，握力球每日5组，每组100次，也可进行手指操运动，腕关节、肘关节的运动。

（8）每天观察导管穿刺点有无渗血、渗液、红肿、敷贴卷边、接头松脱、皮肤瘙痒、皮疹、手臂肿胀等现象，如有异常请及时就医进行维护。

（9）正常每周必须到医院维护一次，来院时请携带PICC维护本，也可选择上门居家护理。

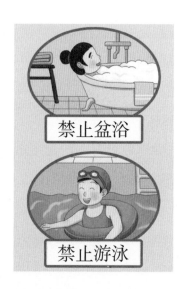

34 预防化疗引起的恶心呕吐可以做哪些事？

恶心呕吐是化疗的常见反应。化疗期间，医生会根据化疗药物的致吐性选择适合的止吐药物。除此之外，还可以尝试以下方法预防、减轻恶心呕吐。

（1）化疗前放松心情，保持充足的睡眠。

（2）化疗前后2小时避免大量进食。

（3）化疗时及化疗后几天进食清淡易消化饮食，少食多餐，适当饮水，避免进食油腻食物以及容易致吐的食物，如香蕉等。

（4）可以尝试食用山楂、橙子等水果，其在开胃的同时可以减轻呕吐。另外，生姜具有良好的止吐效果，可以尝试食用生姜制品来减轻呕吐。

（5）可以尝试穴位按摩，如内关穴、合谷穴、中脘穴等。

（6）如果呕吐仍不能缓解，须及时就医，避免呕吐引起的水电解质紊乱。

? 35 解决疼痛的妙招有哪些？

疼痛治疗的基础是按要求合理使用镇痛药。此外，还可以尝试以下方法来缓解疼痛。

（1）可以通过转移注意力来缓解疼痛，如看电视、聊天、听音乐等。

（2）渐进性肌肉放松疗法：选择舒适体位，在音乐的引导下，按照手—上臂—颈—腹—臀—足顺序逐渐使肌肉维持紧张状态，每部位维持 10 秒后放松 5 秒，感受肌肉紧张及放松时生理、心理的变化，训练过程中呼吸轻缓，每日训练 2 次，每次 15 分钟，以不引起劳累为主。

（3）想象疗法：取舒适体位，双目闭合，身心

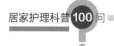

放松，播放轻柔舒缓的音乐，控制肌肉收缩后缓慢放松，配合规律深呼吸，同时想象美好的事物。每次深吸静息训练 5～10 分钟，每日训练 4 次或 5 次。

（4）可以尝试用中医药来缓解疼痛，如针灸、耳穴压豆等。如疼痛持续不能缓解，可前往医院就诊。

36 自己怎么测眼压？

清洁双手，指甲剪短，睁眼向下注视，用双手中指和无名指固定于前额，双手食指尖放在上睑皮肤上，两指交替轻压眼球，硬度同鼻尖一样为正常，同口唇一样为低眼压，同额头一样为高眼压。指测法属于粗略估计眼压的方法，如需精确测量须至专科就诊。

37 鼻内镜术后应如何正确擤鼻？

鼻内镜手术后应注意鼻腔卫生，术后 1 周内勿擤鼻，避免用力咳嗽。欲打喷嚏时，应深呼吸或用舌尖抵住上腭以减轻伤口张力。1 周后可单侧轻轻将鼻腔分泌物擤出。一般术后鼻腔分泌物的量会逐渐减少，色泽变浅，如果突然擤出较多鲜红色液体，请及时就医。

38　在家突发鼻出血，该如何处理?

止血误区——头后仰能更快止血。其实这种做法十分危险，因为头后仰会导致血液倒流入鼻咽部，如果误入气道，就有呛咳、误吸甚至窒息的危险。

正确做法：首先，保持镇定，用手指紧压鼻翼，头向前倾，可用冷毛巾或冰袋敷前额，此做法可以收缩血管，帮助止血。其次，将口腔中的血液轻轻吐出，请勿咽下，以免引起胃部不适及影响出血量的观察。若出血量较大或反复出血，请及时就医。血压过高易诱发鼻出血，若有高血压病史，须定期监测血压变化，按时服用降压药物。

39　你知道使用耳机会影响听力吗?

不建议在日常生活中频繁佩戴耳机，长时间佩戴会损伤听力。耳机接近鼓膜时，能将声音强度提高9分贝左右，时间过长会对耳蜗听毛细胞造成极大影响。

日常使用耳机注意事项如下。

（1）限制音量。任何大于85分贝的声音（相当于汽车在马路上穿梭的声音）可能会带来永久性听力损失。要掌握"双60"原则，"双60"原则是国际上比较公认的保护听力的方法：即在使用耳机时，音量一般不超过最大音量的60%，也可以根据自身情况，将音量调至更低，只要保证能听清楚即可；连续使用耳机时间不宜超过60分钟。在吵闹环境下尽量不佩戴耳机。

（2）不能佩戴耳机入睡，因为这不仅会使耳蜗受损，而且容易发生耳机压迫和损害耳廓。

（3）耳机有"沙沙"声时不宜佩戴，长时间可能影响听力的平衡。

40 如何预防气道异物阻塞的发生？

气道异物可阻塞气道，导致呼吸困难，引起窒息，具有生命危险。

日常生活中预防异物窒息至关重要。

（1）进食要细嚼慢咽，不要说话，尤其在吃大块硬质食物（如鸡块、排骨等）时，速度太快，咀嚼不全，吞咽过猛，会导致食物卡在咽喉部，严重者可造成呼吸道阻塞、窒息、大出血，危及生命。

（2）有吞咽功能障碍的老年人，尽量选用半流质、易吞咽的软食，避免食用汤圆、年糕、水饺、坚果等食物。

（3）儿童气道异物预防要做到细心照看，避免在其嬉戏、哭泣、打闹、躺下时进食，喂药时不要捏着鼻子灌，应用小勺顺着口角喂入。不给儿童玩硬币、小球、纽扣等物品；不给儿童吃整粒的豆类、花生、瓜子等食物。

（4）成年人应避免在说话、大笑、颠簸时进食。

（5）若不慎发生气道阻塞现象，应及时使用海姆立克急救法，获取最佳急救时间。

海姆立克急救方法

成人双人：

（1）急救者站于患者身后，用双臂环抱其腰部。

（2）一手握拳拇指侧对腹部，掌根置于剑突下与脐上的腹部。

（3）另一只手交叉重叠之上，借身体重量向上快速冲击患者腹部 6~8 次，重复冲击直至异物排出。

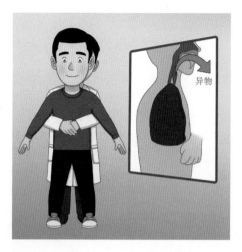

成人自救：

（1）一手握拳，将拳头的拇指一侧放在胸廓和脐上的腹部。

（2）稍弯腰，靠在一固定的水平物体上（如桌子边缘、椅背、扶手栏杆等），以物体边缘压迫自己的上腹部，快速向上冲击。重复冲击直至异物排出。

一岁以下婴幼儿：

（1）屈膝跪地上。

（2）抱起婴幼儿，将其脸朝下，使其身体倚靠在大人的膝盖上。

（3）以单手用力拍婴幼儿两肩胛骨之间5次，再将婴幼儿翻正，在婴幼儿胸骨下半段，用食指及中指按压5次。

（4）重复上述动作，以压力帮助婴幼儿咳出堵塞气管的异物，直至异物吐出为止。

儿童：

（1）在儿童背后，双手放于其肚脐和胸骨间，一手握拳，另一手包住拳头。

（2）双臂用力收紧，瞬间按压儿童胸部。

（3）定位手法：剪刀，指用两根手指，找到肚脐眼以上两横指的位置；石头，指一只手握拳；布，一只手像布一样覆盖在拳头上。

（4）持续几次按压，直到气管异物排出。

孕妇：

一般说来，妊娠4个月以下的孕妇，因为增大的子宫尚未超过脐部，所以挤压上腹部不会影响到子宫，救治手法可以同普通成年人。但妊娠晚期因孕妇腹部膨隆达剑突下数指，挤压腹部会影响胎儿安全，挤压上腹部的方法不可取，但是通过挤压胸部的方法也能达到效果。具体方法是：施救者站于孕妇背后，一腿在前，插入孕妇两腿之间呈弓步，另一腿在后伸直；同时双臂环抱孕妇胸部，一手握拳，拳眼置于两乳头

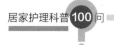

连接中点，另一手固定拳头，并突然、连续、快速、用力向孕妇胸部的后方冲击，直至气道内异物排出。

41 小儿腺样体切除术后出院打鼾为什么更严重了？

施行腺样体切除术后，部分儿童术后仍会打鼾甚至加重，那是因为腺样体切除以后，切口局部黏膜会出现一定程度的反应性水肿，以及分泌物增多等情况，而且会有起保护作用的伪膜生长，使得局部肿胀更加明显，堵塞鼻咽部，造成打鼾。水肿消退的时间大约需要1周，水肿消退以后打鼾症状就会逐渐减轻或消失，家长不必过于紧张。

出院后可以用生理海盐水鼻喷剂（腺样体术后1周内不建议用生理海盐水洗鼻，避免术后出血），用激素类喷鼻剂等药物喷鼻，减轻鼻腔黏膜的水肿，改善通气，同时注意口腔卫生。按要求定期复查。

42 白内障术后应注意什么？

（1）注意避免引起眼部震动的动作，如剧烈运动、打喷嚏、咳嗽、碰撞眼部等。

（2）规律滴眼药水，保持眼部卫生，预防眼内感染。

（3）宜进食营养、易消化食物，避免辛辣刺激。

（4）定期门诊复查，复查时间：术后1天、1周、1月、3个月，如有视力模糊、眼痛、眼红等不适及时随诊。

❓ 43 骨科内置物术后多久可以取出内固定物？

骨科的内固定物一般分为"永久"和"临时"两种。

"永久"内固定物多见于人工髋、膝关节，人工椎间盘等，正常情况下是不需要取出的，除非出现感染、损坏、松动、断裂、与人体间出现排异反应或愈合不良，或同一部位需要再手术导致有所阻碍时才需要取出。

"临时"内固定物多见于骨折内固定术，在理论上认为骨折愈合后就可以取出，一般需要放置一年至一年半。

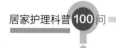 44 腰椎间盘突出术后腰托或支具需要佩戴多久?

腰椎间盘突出术后 24 小时内佩戴腰托或支具可下地行走,建议佩戴 4~6 周。

佩戴时间过短,不利于椎间盘修复;佩戴时间过长,可引起腰部肌肉萎缩、肌力减弱、腰部僵硬、脊柱活动受限等。

45 颈椎病术后颈托需要佩戴多久?

使用颈托能保证颈椎椎间盘的稳定性,一般颈椎病术后建议佩戴颈托 3 个月。

46 人工髋关节置换术后日常活动应注意什么?

人工髋关节置换术后 6 周内,避免髋关节屈曲大于 90°,保持手术侧肢体外展中立位(肢体外展 30° 左右)。术后 3 个月内,手术侧肢体应避免坐矮凳、跷二郎腿、跪姿、盘腿、弯腰系鞋带等不良姿势,避免坐沙发,预防跌倒;避免爬山、爬楼梯、跑步、负重情况下跳跃等有损关节的运动。

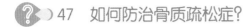 **47 如何防治骨质疏松症?**

（1）加强营养，均衡膳食：推荐每日每千克体重摄入蛋白质 0.8~1.0 克，每日摄入牛奶 300 毫升或相当量的奶制品。

（2）充足日照：每周两次皮肤暴露于阳光约 30 分钟，促进体内维生素 D 的合成，但须避免强烈阳光照射。

（3）规律运动：进行规律的负重及肌肉力量练习（如负重训练及行走、慢跑、太极拳、瑜伽、舞蹈和乒乓球等），减少跌倒和骨折风险。

（4）日常饮食要求：戒烟限酒、避免过量饮用咖啡和碳酸饮料。

48 糖尿病足患者如何做好足部护理?

六要：

（1）要保持足部卫生。

（2）要每天检查双足，有无肿胀、破损，注意皮肤的颜色、温度等。

（3）要预防外伤、烫伤、冻伤。

（4）要注意行动时的足部保健，选择合适的鞋袜。

（5）要适时修剪趾甲。修剪时要注意防止损伤皮肤，如果造成破损，应该马上消毒治疗。

（6）定期到医院检查双足。

六不要：

（1）不要赤足走路。

（2）不要使用有害药品。

（3）不要用热水洗足部。平时洗脚的温度不宜超过40℃，更不能用热水袋或直接烤火取暖。

（4）不要过度搔痒。

（5）不要穿不合适的鞋袜。

（6）不要自行处理鸡眼或自用刀片割胼胝。

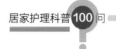 **49　如何帮助截肢术后患者消除幻肢痛？**

截肢术后存在持续性幻肢痛，尤以夜间为甚，属于精神因素性疼痛。通过放松疗法、理疗、封闭等方法，结合适当的残肢活动和早期行走，幻肢痛可以逐渐减轻或消失。如果疼痛持续不能缓解，应及时就医。

50　小儿发热时家长可以做哪些处置呢?

（1）体温未超过 38.5℃者，多喝开水，随时观察体温变化，可用温水擦浴全身或物理降温。温水擦浴全身时水温以 30～34℃为宜，重点部位为大血管走形处，如颈部、腋下、腹股沟等，擦浴时避免受凉。物理降温时可将冰袋（干毛巾包裹）置于血管丰富处，如前额、颈部，或放于腹股沟、双侧腋窝等处，每次放置时间不应超过 20 分钟以免发生冻伤；也可用冷毛巾敷于前额、腋窝、腹股沟等大血管走形处，每 2～3 分钟更换一次。冰敷降温时注意避开耳廓、胸前区、腹部、足底和阴囊处。24 小时后如果仍发热，建议去医院就诊，遵医嘱用药。

（2）体温超过 38.5℃，且精神状态比较萎靡者，家中若备有退烧药物的建议先口服，以免造成高热惊厥，尽早去医院就诊。

51　小儿在家中咳嗽频繁，又咳痰不畅，家长可以做什么来帮助小儿呢?

（1）评估痰的黏稠度、数量、外观、气味，能否有效排除。

（2）保持室内空气清新、湿润。

（3）让患儿取舒适坐位或半坐位，背部挺直，有利于咳嗽。

（4）若为婴幼儿，家长可适当为其拍背。拍背方法为五指并拢，稍向内合掌，呈空心状，由下向上、由外向内扣拍背部，避开脊柱以及肾脏部位。拍背时，力度适中，以不引起患儿疼痛为宜，拍背时间为10分钟。若为儿童，家长除给患儿拍背外，还可以指导患儿咳痰的方法，嘱患儿深吸气3~5次，最后一次深吸气后屏住3~5秒，用胸腔的力量，用力咳嗽，随胸腹腔压力的增加，气体冲出气道，将痰液咳出。

（5）若痰液黏稠，家里若备有雾化机，可给予雾化吸入，同时配合拍背排痰。注意雾化操作应选择在餐前进行。

（6）如上述措施无效，患儿咳嗽未缓解，须及时就医。

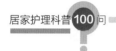 52　人工授精前后要知道哪些事？

（1）饮食科学合理，女方多吃豆类、鱼类、牛肉等提高卵子质量的食物，同时补充叶酸；男方多吃

牡蛎、鸡蛋、坚果、瘦猪肉等提高精子活力的食物，同时戒烟戒酒；保持良好心情，保证充足睡眠，适当运动，如散步、慢跑、瑜伽等有氧活动。

（2）女方在家可自我监测排卵：①测基础体温，排卵期体温会上升 0.3～0.5℃；②观察阴道分泌物，如果白带增多，出现蛋清样白带，有拉丝，即为排卵期；③用排卵试纸测试，如果显示阳性，则预示即将排卵。发现上述三种情况之一，就可以到医院进行卵泡超声监测，通常一个月经周期要监测 3～6 次，甚至更多。

（3）男方在女方月经的第 8～10 天建议排精 1 次，以保证人工授精当天精液的新鲜；在人工授精前晚尽量不要旅途劳累和熬夜，在家清洗外生殖器，换上干净内裤；若有发热，泌尿道和生殖器感染，特别是阴茎、龟头、包皮出现疱疹和溃疡，必须及时向医生反映；取精困难者，可提前请男科医生配备西地那非类药物，以备取精困难时口服。

（4）人工授精前请带齐双方身份证及结婚证原件。

（5）女方术后正常起居饮食，避免剧烈运动，保持良好心境和良好的个人卫生习惯，保持充足睡眠；遵医嘱口服或肌肉注射黄体支持类药物；如果出现阴道出血、腹痛等情况及时来院就诊；人工授精术后 14～16 天来院测人绒毛膜促性腺激素（hCG），确定妊娠后定期随访，按时产前检查。

53 人流术后，你知道如何有效避孕吗？

（1）短期避孕可选择不影响生育的短效避孕药，保护生育功能，停药即可怀孕。

（2）长期避孕可选择宫内缓释系统（如曼月乐环），局部作用于宫腔，不影响卵巢功能，一次放置 5 年有效，不影响生育功能，取出即可怀孕。宫内缓释系统使用初期会有少量点滴出血，会自行恢复，点滴出血不影响性生活、游泳等。

54 子宫全切术后自己如何判断阴道出血量的多少？如何防止盆底脱垂？

（1）可与自身经量相比，如果超过月经量则出血过多，建议去专科门诊就诊。

（2）为预防盆底脱垂，术后应避免做引起腹压增加的活动，如提重物等。可进行盆底肌训练。盆底肌训练又称为 Kegel 运动，可参照如下方法实施。

①排空膀胱，着宽松服装，采用坐位、仰卧位或站立位等舒适体位。

②收缩盆底肌 5 秒（即做收缩肛门、同时收缩尿道的动作），开始可只收缩 2～3 秒，逐渐延长时间至 10 秒；放松盆底肌 10 秒（放松肛门、尿道），休息 10 秒，即完成 1 次盆底肌功能训练。

③连续做 15～30 分钟，每天重复 3 组或每天做 150～200 次。建议盆底肌训练 3 个月后门诊随访并进行评估。

？ 55 产后如何进行恶露的观察？

正常恶露有血腥味，但无臭味，持续 4～6 周。在此期间，恶露颜色逐渐变淡，量逐渐变少。如果产后 2 周，恶露仍为血性，量多且伴有恶臭味，有时排出烂肉样组织或者胎膜样物，考虑子宫内可能残留有胎盘或胎膜，随时可能出现大出血；如果产妇出现发热、下腹疼痛、恶露增多且呈浑浊、污秽的土褐色并伴有臭味，这时应考虑产褥感染，出现以上情况均须

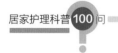

及时就诊。

 56 乳头异常，该如何进行母乳喂养？

（1）乳头扁平：可通过牵拉乳头来检查乳房的伸展性，如果乳头容易被牵拉，说明乳房的伸展性好，婴儿可以进行有效吸吮，此类情况无需特殊处理。

（2）乳头凹陷：可尝试通过用手牵拉将乳头牵出，若能牵出，为假性凹陷，只要喂哺前用手牵出乳头，即可帮助婴儿含接。

（3）长乳头：掌握正确的含接姿势，让婴儿含接到大部分乳晕，形成有效吸吮。

（4）大乳头：遇到乳头大含接困难时，母亲应频繁地与婴儿进行皮肤接触，引起婴儿兴趣，婴儿会不断地尝试含接乳头，很快就能掌握含接的方法。

57 乳房肿胀和乳腺炎的区别？在家该如何处理？

（1）乳房肿胀。表现为乳房充实感或有轻度胀痛，通常累及两侧乳房。指导与建议：喂哺后冷敷；乳房按摩；用手或吸乳器排出乳汁；禁止热敷、用力按摩挤奶。

（2）乳腺炎。表现为乳房有红、肿、热、痛，可伴有体温升高、寒战、流感样症状，以及全身的不适感，通常影响一侧乳房的局部。指导与建议：采用不同体位频繁喂哺；喂哺前先热敷乳房，婴儿吃奶时，从阻塞部位的乳腺管上方朝乳头方向轻轻按摩；喂哺时，由患侧开始喂养，如果因为疼痛而抑制泌乳反射，可由正常侧先喂，等有泌乳反射出现时，立即换至患侧；如果母乳喂养困难，可用手或吸奶器帮助乳汁排空；母亲应穿宽松的衣服，选择合适的哺乳胸罩，侧卧时避免乳房受压；补充营养和水分，保证足够休息，保持心情愉悦；必要时遵医嘱服用抗生素。

 58 血液恶性肿瘤化疗后，饮食上需要注意什么？

（1）给予高热量、高蛋白质、高维生素、适量纤维素软食，如谷类、杂粮、肉类、鱼类、蛋类、牛奶、新鲜蔬菜，少量多餐，注意饮食卫生、荤素搭配、营养均衡。

（2）避免进食过于甜腻、油脂含量高、产气过多、辛辣的食物，如奶油蛋糕、肥肉等，避免进食霉变、烟熏、烧烤类食物。

（3）注意多饮水，每天2000～3000毫升。忌饮浓茶、含咖啡因饮料。

（4）选择合适的进餐时间，建议选择在胃肠道症状最轻的时间进食，当出现恶心、呕吐时，应暂缓或停止进食；若胃肠道症状较为严重、体重明显下降等，应及时就医。

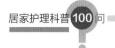 59　多发性骨髓瘤患者手脚发麻，冬天脚冷，可以用热水袋吗？

多发性骨髓瘤患者因疾病本身和药物的影响，多伴有末梢神经损害，肢体末端存在不同程度的麻木、刺痛、发冷，甚至影响活动，对温度感觉也比正常人弱。往往正常人已经觉得温度很高，但他们仍感觉不够热，如果使用热水袋易引起烫伤，所以不建议使用。可以睡前温水泡脚改善麻木发冷，水温以40～43℃为宜。

60 血液恶性肿瘤患者在家口服靶向药物
期间，应注意什么？

（1）严格遵医嘱服药，不得擅自增减剂量，开始、
停止或变更任何药物前都要经医生确认。

（2）每日定时服用，可设好闹钟提醒，避免漏服。
如果漏服，可在当天尽快补服，或第二天继续按照正
常计划时间服药。

（3）服用药物时，不建议压碎、掰开或切开胶
囊服用。

（4）西柚、葡萄柚、杨桃等水果中含有的酶会
干扰靶向药物代谢，所以治疗期间避免进食此类水果
和含柚饮料。

（5）定期复查，如果出现身体不适，及时就诊。

61 血小板偏低如何预防出血？

（1）行动轻缓，避免碰撞和跌倒。血小板计数
低于 $5 \times 10^9/$ 升时，减少活动量；低于 $2 \times 10^9/$ 升时，
绝对卧床。

（2）不吃过硬、生冷、带骨刺、辛辣刺激性食物。

（3）用软毛牙刷，忌用牙签剔牙。

（4）忌抠鼻、用力擤鼻涕。保持室内空气相对湿度在 50%~60%，以预防鼻黏膜因干燥而出血。

（5）穿宽松、柔软衣裤，忌搔抓皮肤。

（6）避免情绪激动、剧烈咳嗽、剧烈呕吐、用力排便等会增高颅内压的动作。一旦出现头痛、视物模糊、喷射性呕吐等，可能为脑出血，请立即就医。

（7）学会自我监测：警惕有无黑便或血尿，有无皮肤黏膜出血。

（8）定期复查，遵医嘱服药，不可擅自停药或减量。

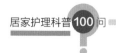 62　造血干细胞移植后如何进行居家消毒？家里可以养花草和小动物吗？

（1）日常清洁工作的关键是尽量保持家中无尘。

（2）每天擦拭地面、家具和物品的表面至少一次（注意手机、键盘、遥控器等都要擦拭）；抹布使用后尽快晾干。

（3）空气质量优良的时候，每天开窗通风至少半小时。

（4）移植后6个月内，可以使用消毒液擦拭；6

个月后建议使用清水打扫，避免引起细菌变异。

（5）移植后不建议养宠物及花草。因为动物身上、排泄物或唾液中，以及花草的土壤中都可能有各种病原菌，移植后免疫功能还没有恢复，吸入尘土、毛发等，特别是不小心被宠物抓挠、舔咬后，会增加感染的风险。

63 造血干细胞移植后在家出现四肢乏力是怎么回事？

造血干细胞移植后有可能会感到疲倦和虚弱，特别是造血干细胞移植后第一年，这是正常的现象。因为造血干细胞移植后的恢复是一个渐进的过程，患者通常需要一定的时间来恢复体力，可以根据医生的建议适当活动（如散步），增强体力。

64 造血干细胞移植成功后出院回家，可以做什么运动？

（1）运动有利于造血干细胞移植后患者的身心康复，通过运动可以提高心肺功能、改善疲劳状态；有助于增加食欲、改善睡眠、调节情绪、建立战胜疾

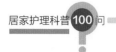

病的信心。

（2）运动原则：量力而行，循序渐进。

（3）运动条件：白细胞计数大于 $2 \times 10^9/$ 升，血小板计数大于 $3 \times 10^9/$ 升，可进行运动。

（4）从室内运动到室外运动，强度逐渐增强。如：第一周每天 10 分钟，如果不感到累，第二周再增加 5 分钟，以此类推。

（5）运动类型：建议进行散步、练瑜伽、打太极拳等低强度运动；移植第一年内不进行跑步、游泳、打篮球、踢足球等高强度运动。

（6）运动场地：室外运动选择空气清新的公园或小区，避免去人多拥挤的地方，避免去有扬尘的地方。

65 造血干细胞移植后会有排斥反应，如何发现呢？

排斥反应会有先驱症状，居家期间应学会自我监测，当出现以下症状时，要警惕移植物抗宿主病（俗称排异反应），立即就医。

（1）口腔：黏膜干燥、溃疡疼痛。

（2）眼睛：干燥、畏光，有烧灼感、异物感。

（3）指甲：软化、变脆、脱离。

（4）皮肤：出现皮疹、皮肤颜色变深或变浅、局部硬化。

（5）消化道：恶心呕吐、腹痛腹泻、吞咽困难、便血。

（6）肝脏：皮肤和眼结膜黄疸。

（7）肺脏：咳嗽、呼吸困难。

66 如果看见有人发生癫痫时该怎么做？癫痫患者不能从事哪些职业？

解开领口，将患者头转向一边，取出明显的口腔内异物，避免异物吸入气管引起呛咳、窒息。获取身边坚硬的扁平状物体（如铝制的调羹柄），从患者臼齿处插入，防止舌咬伤。及时拨打 120 急救电话，条件允许的情况下可以用手机拍下发病的过程，方便医生了解病情。

发作期间不要给患者灌药，以免呛到。不要掐人中，没有作用。不要用力按压患者抽动的手脚，过分用力可能会让患者手脚发生骨折或脱臼，增加患者的痛苦。

癫痫的患者不能从事以下工作：①高空作业；②电工、机械操作；③驾车；④地下单独作业等易造成意外伤害的工作。

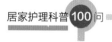 67　经鼻入路颅脑手术后鼻腔中有鼻痂可以用手抠吗？

不可以。经鼻入路颅脑手术后鼻腔中的鼻痂不可以用手去抠，要等它自己掉下来，如果觉得鼻子塞住可以用呋麻滴鼻剂、氧氟沙星眼药水等滴鼻。用手指抠鼻子可能会发生流鼻血和鼻部感染，造成脑膜炎或者其他脑部的疾病。如果鼻子有无色清亮的液体流出，且低头时增多（一般是单侧偏多），应考虑脑脊液漏出的可能，立即就诊。

68　天冷了，三叉神经痛术后患者还需要面部保暖吗？

需要。三叉神经痛术后容易发生面部麻木。由于神经长时间受压，术后需要时间恢复，因此要注意对神经血管的保护，不能用冷水洗脸，做好面部保暖工作。

69 颅骨缺损患者如何做好自身防护?

平时生活中,要注意保护好缺损的部位,避免不小心磕碰缺损部位造成脑损伤。外出时戴帽子,床头不放置尖、硬的物体等。尽量不要去人多的地方,避免发生碰撞事件。晚上睡觉时,选择健侧体位,不要长时间压到缺损部位。一般颅骨缺损 3 个月后可以去医院进行颅骨修复。

70 DBS 装置怎么预防电子设备干扰?

DBS(Deep Brain Stimulation)是"脑深部电刺激术"的简称,俗称脑起搏器,简单来说就是安装在脑子里的起搏器发射电信号,可模拟神经冲动,缓解震颤、僵直和运动迟缓等症状。日常生活中的大部分家用电器一般不影响脑起搏器工作,但冰箱、音箱可能会影响脑起搏器的正常工作,不要与上述电器靠得太近。尽量避免超声波、短波、微波等治疗及核磁共振等特殊检查。脑起搏器的脉冲发生器在通过安检时可能会发出警报,因此,平时最好带起搏器植入卡,避免不必要的误会。

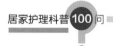 71　帕金森病患者居家时需要注意哪些
事项?

（1）穿着：穿宽松舒适的衣服，不穿系鞋带的
鞋子。

（2）饮食：细嚼慢咽，保持大便通畅。

（3）预防感染：患者有咳嗽、咳痰、发热要及
时就医，避免病情进展。

（4）安全行走：有家属陪伴，尽量保证其周围
无尖锐坚硬的物品；先脚跟着地，再脚尖着地，重
心移到一侧脚上之后再迈下一步；发生"冻结步态"
时（行走中会出现突然无法行走的情况），不要让
身体本能前倾，而是静止站立，休息缓解后再行走，
防止跌倒。

（5）按医生嘱咐服药，定期复查。

72　如何照顾阿尔茨海默病患者?

照顾该类患者以安全为前提，注意以下方面：

（1）维持原有的生活方式，减少过度照顾，维
持患者自尊。

（2）外出时必须陪护，防止走失与交通意外的

发生。

（3）随身携带小卡片，上面标明患者姓名、地址、联系人电话等。

（4）督促患者按时服药，定期复查。

73 重症肌无力患者居家应注意什么？

（1）饮食以高热量、高蛋白质、高维生素为主，避免进食干硬和粗糙的食物；咀嚼无力者，口服新斯的明后 30 分钟左右再进食。

（2）避免劳累、受凉、感冒、情绪波动等诱因，以免疾病加重。

（3）如果感觉呼吸费力或乏力症状加重，及时就诊。

（4）按医生嘱咐服药，定期复查。长期使用糖皮质激素者，可引起食量及体重增加、向心性肥胖等副作用，如果出现胃出血等症状，需及时就诊。

74 面瘫患者如何进行自我护理？

（1）外出时应以头巾或口罩保护面部，请勿直面吹冷风或电风扇，以免受寒而加重面瘫。洗脸水温度控制在 25 ～ 35℃。

（2）如果有闭眼不全，外出时戴上墨镜，睡觉时戴上干净的眼罩遮挡；适当使用眼药水润滑眼部。

（3）练习面部肌肉运动，如鼓腮、吹口哨等，每日 2 次，每次 30 分钟为宜。

（4）饮食注意清淡，不能吃油炸食品和过于油腻的食品，多吃绿叶蔬菜、水果、豆类、牛奶等 B 族维生素、钙元素、蛋白质含量较高的食物。

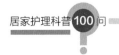 75　戴有鼻胃管的患者，如何居家鼻饲？

（1）根据鼻胃管的留置有效期，需要定期更换。

（2）鼻饲时至少抬高床头 30° 或采取坐位，鼻饲后保持此体位 30～60 分钟后再恢复平卧位。

（3）鼻饲液以流质为主，避免有渣食物，牛奶和果汁不可同时注入，温度以 37～40℃为宜。

（4）鼻饲前检查鼻胃管长度，观察是否有滑出现象；并回抽胃液，如抽出 200 毫升及以上胃内容物，应延迟鼻饲，0.5～1 小时后再次回抽，如果仍有大量胃内容物，应及时就医。

（5）鼻饲时先注入 20 毫升温开水，再注入流质；

药物应先捻碎、溶解后注入；最后用 20 毫升温水冲洗胃管；每次灌注总量不超过 200 毫升。

（6）如果发生堵管、意外拔管、鼻饲时出现频繁呛咳、抽出咖啡色液体等，及时就医。

76 高龄老年人居家时如何预防跌倒？如何减少跌倒造成的伤害？

（1）居家布置。确保室内灯光明亮，夜间睡觉时，留一盏夜灯；保持地板干燥防滑、人行通道没有障碍物；坐的椅子要稳固，有靠背、扶手；需要的物品（水杯、尿壶）放置妥当；助行器、拐杖等摆放在容易取用的位置。

（2）穿着。穿着大小合适的衣裤，穿防滑鞋。

（3）饮食。均衡饮食，加强膳食营养，补充维生素 D，具有跌倒高风险的老年人每天至少补充维生素 D 800IU。

（4）改善生活方式，减少夜尿次数。晚上不要吃太多含水的食物，或者是喝水太多；合理控制午睡的时间；如果夜尿频繁，遵医嘱服用药物控制；夜间起床动作应缓慢，注意保暖。

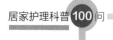

77 如何选择并正确使用合适的助行器?

（1）将助行器调节到一个合适的高度，一般以患者直立握住把手时，手肘弯曲 15°～30° 的高度为宜。

（2）患者应抬头挺胸，双手同时抬起助行器将其向前移动一步的距离 (大约为 30～35 厘米)。

（3）患肢向前迈出半步的距离，大约迈到助行器中线稍稍靠后的位置。

（4）双手握住助行器，用力伸直并支撑身体，并将健肢一起迈出，与患肢平行。重复以上的步骤，患者就可以不断地连续前行。

78 老年人怎样进行抗阻运动?

抗阻运动是肌肉在克服外来阻力时进行的主动运动，阻力可来自他人、自身的健肢或器械（如哑铃、沙袋、弹簧、橡皮筋等），能恢复和发展肌力。老年人常见的抗阻运动：双手握矿泉水做举哑铃动作、拉弹力绷带、游泳、坐位抬腿训练、靠墙静蹲等。运动时注意安全，一般微微出汗即可。日常生活须加强营养，增加优质蛋白质摄入，如鸡蛋、牛奶、肉类、乳清蛋白等。

79 冬季老年人皮肤瘙痒难忍怎么办?

老年人因皮肤干燥、皮脂分泌减少等,可引起皮肤瘙痒,冬季尤为明显。日常应注意如下方面:

(1)可以使用含有凡士林等保湿成分的护肤品,起到预防皮肤干燥、缓解瘙痒的作用。

(2)遵医嘱补充 B 族维生素、维生素 E 及维生素 A 等。

(3)不要用过热的水洗澡,不要用搓澡毛巾反复搓擦皮肤,不要用硫黄等碱性肥皂或沐浴液等清洗皮肤。

(4)减轻精神压力和避免紧张等不良情绪。

(5)清淡饮食,多吃蔬菜水果,保持生活规律,避免劳累,保持大便通畅。

(6)贴身衣物应柔软、宽松。

80 腹泻了,如何预防"红屁屁"?

老年人皮肤屏障脆弱,腹泻会反复刺激肛周皮肤,容易导致肛周皮肤发红。腹泻时应注意如下方面:

(1)每次排便之后都要及时清洁,可用温水或湿巾擦拭,动作要轻柔,保持肛周皮肤清洁干燥,并给予护臀膏及爽肤粉等外用。

（2）饮食应清淡易消化，避免刺激性食物或不能耐受性食物（如奶制品、冰冷食物等）。

（3）对于卧床老年人，必要时可使用气垫用具垫于屁股下，至少每2小时翻身1次。

（4）遵医嘱，根据腹泻情况服用止泻药物及解痉止痛类药物。

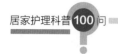 **81 长期卧床患者如何防止压力性损伤？**

压力性损伤又称压疮，是患者身体局部皮肤长期受压，影响血液循环，导致皮肤和皮下组织营养缺乏而出现的损伤，好发于骨骼突出部位。压疮大多是卧床患者未经良好护理造成的，会加重病情，增加痛苦。长期卧床者照护时应做到如下几点：

（1）鼓励最大限度的床上活动，至少每2小时翻身1次，保护所有受压部位（骶尾部、足跟等），可使用三角垫、软枕或小靠垫等，有条件的可使用气垫床。

（2）床头抬高不要超过30°，侧卧位时背部垫三角垫，双腿间可垫软枕，双足骨突处尽量悬空。

（3）翻身或移动时避免拖、拉、拽等动作。使用便盆时，避免硬拉、硬塞；保持便盆完整，无破损。

（4）保持床铺清洁干燥平整，保持患者皮肤干燥清洁，便后立即清理，及时更换贴身衣裤。

（5）加强营养，增加高蛋白质、高热量、高维生素食物的摄入，补充足够的水分。

82　偏瘫老年人如何正确进食？

进餐时保持周围环境安静，注意力集中，能坐的老年人取坐位，头部稍前屈，将身体向正常一侧倾斜30°；如果老年人无法坐立，以软枕将偏瘫侧肩部垫高45°，头部稍前屈，将食物放在正常一侧的口腔内；轻度吞咽障碍者，可在舌根部（舌头后方）用汤勺放置少量食物，以糊状食物为主，如豆腐脑、稠粥、蛋羹等；中度吞咽障碍者，先适当喂少量温开水，如吞咽顺利，可在正常一侧舌后方放置少量稠粥，指导老年人重复咀嚼后吞咽，待口腔内食物吞咽后，再喂下一口，少量多餐，不宜过饱。

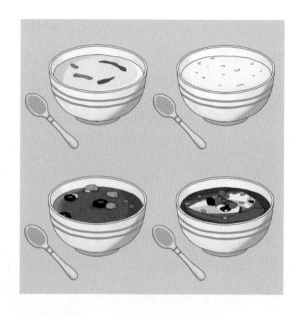

83　老年人如何预防便秘？

老年人胃肠道功能退化，肠蠕动减慢，进食量过少或食物缺乏纤维素、水分，且老年人常多病共存，需服用多种药物，容易出现便秘。日常生活应注意如下方面：

（1）调节饮食，摄入足够的膳食纤维和水分。

（2）养成每天早餐后排便的习惯。

（3）定时、定量、主动或被动地下床活动。

（4）针对难治性便秘，遵医嘱调整相关药物。

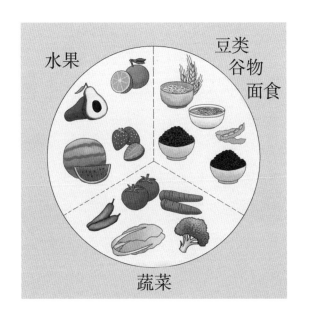

水果　豆类 谷物 面食　蔬菜

84　怎样延缓老年人记忆力减退？如何预防老年人走失？

老年人保持勤用脑的习惯，多读书、看报、玩益智类游戏、保持愉悦心情，保持正常的人际沟通。

防走失：给予老年人定位手环，携带有身份信息的卡片，备注亲属的联系方式。

85　如何改善老年人失眠？

（1）保持规律的睡眠习惯，按时睡觉，准时起

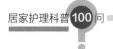

床，睡前不做剧烈运动。

（2）减少白天睡眠时间，做规律锻炼，可选择有氧运动，每天 30 分钟左右。

（3）调暗卧室灯光，睡前可以用温热水泡脚。

（4）保持心情愉悦，睡觉前可以听轻音乐。

（5）定时定量规律进餐，不过饱也不空腹，睡前 1 小时避免过度饮水。

（6）避免含有咖啡因食品的摄入，如浓茶、咖啡等。

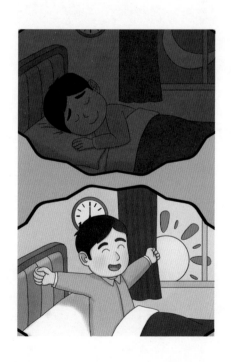

86 预防老年人漏服药物的举措有哪些?

（1）使用分餐的药盒。

（2）使用台历画记号。

（3）每天固定时间服药，使用服药时钟提醒。

（4）家庭成员参与督促、检查服药情况。

（5）不可随意停药。

87 如何预防尿路结石?

（1）正常成年人每天饮水应在1500~1700毫升，对于尿路结石患者每天应该饮水不少于2500毫升。

（2）蛋白质摄入每天应控制在100克以下；限制食用高草酸食物（如海鲜、啤酒等）；限制果糖摄入。

（3）适当运动，避免久坐，有利于预防结石和帮助小结石排出，不宜过度运动导致脱水造成尿液浓缩。

（4）定期体检，积极治疗相关原发病，如甲亢、高尿酸血症、痛风、尿路梗阻、尿路感染、尿路异物等容易诱发尿路结石的疾病。

（5）收集好自然排出、碎石或手术取出的结石进行成分分析，以便找出病因，有效预防。

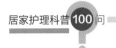

88 有尿失禁的情况时，如何锻炼有助于控制漏尿？

尿失禁分三度：发生在咳嗽、喷嚏时，不须使用尿垫的属于轻度；发生在跑跳、快步行走等日常活动时，需要使用尿垫的属于中度；轻微活动、平卧体位改变时发生尿失禁的属于重度。轻、中度的尿失禁可以进行盆底肌功能训练以改善尿失禁症状和漏尿，一般锻炼须持续 3 个月以上。

89 如何预防和识别膀胱肿瘤复发？

膀胱肿瘤术后易复发，需要根据医嘱在手术后一定时间内进行膀胱腔内化疗药物灌注治疗，预防肿瘤复发。术后 1～3 个月定期在专科门诊进行随访，根据医嘱进行膀胱镜检查。平时注意观察排尿的颜色，出现血尿应及时就诊，以确定是否膀胱肿瘤复发。

90 导尿管带回家期间如何防止堵管？

患者在放置导尿管期间要多饮水以增加尿量，如无特殊禁忌，饮水量每天为 2000～2500 毫升，以达到稀释尿液、冲洗膀胱、利于引流的作用。导尿管不牵拉、不折叠以保持尿管通畅，注意观察尿液颜色和尿量；正常的尿色是澄清、淡黄色的。如果出现小腹坠胀感且连续数小时没有尿液排出，可先挤捏尿管来促进尿液流出，若仍无尿液引流出，则需要及时到医院处理。

91 包皮手术后如何自我护理?

（1）排尿护理：术后为预防出血，龟头部位采用加压包扎，一般48小时后敷料可以拆除；过早脱落，如没有活动性出血无需来医院，如有持续滴血或局部皮下肿胀明显，必须立即来医院处理，来医院途中局部压迫止血。

（2）术后由于包扎容易出现小便分叉或排尿不畅的现象，不要担心，需要多饮水、多排尿。

（3）手术后可以穿着专用的内裤或自制简易阴茎罩来保护伤口。

（4）术后5~7天避免淋浴；可以沐浴时用清水冲洗伤口，避免揉搓，沐浴后立即将伤口擦干或用电吹风使局部保持干燥。

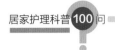

（5）自我观察：术后伤口可能会有少量渗液、渗血，属正常现象；术后伤口或龟头可能出现淤斑、淡黄色分泌物、轻度水肿，一般1个月左右可自行消退。

92 离家之前、临睡前没有尿意也去排尿正确吗？

没有尿意也去排尿的习惯是不正确的，这种排尿习惯可使膀胱变得敏感，促使或加重膀胱功能失调，但也不要憋尿。正确的排尿行为是：有尿意时或间隔3~4小时排空1次，姿态放松、不要用力。

93 如何判断腹膜透析相关性腹膜炎？在家发生腹膜炎怎么办？在家中透析导管脱出了怎么办？

腹膜透析患者在家中出现腹膜透析液混浊或腹痛、畏寒、腹泻等症状时应警惕腹膜炎的发生。

在家出现腹膜炎时应按如下方法处理：

（1）立即打电话通知腹透专职护士和医生。

（2）准备一袋37℃新鲜腹膜透析液，分2次冲洗腹腔，每次放入腹腔都要左右前后转动体位，使腹膜透析液与腹膜充分接触；每次保留 10 分钟，之后再灌入新鲜腹膜透析 2000 毫升。

（3）携带原先混浊的腹膜透析液及管夹到腹膜透析中心处理。

出现腹膜透析卷曲管与钛接头脱落：应立即折叠夹闭近端腹膜透析管，将腹膜透析管接口插入新的碘伏帽中，用干净敷料连同钛接头包扎好立即去医院处理。出现连接短管与钛接头脱落：应立即夹闭近端腹膜透析管，取一个新的碘伏盖在钛接头上，立即到医院进一步处理；绝不可以在未处理前继续进行腹膜透析治疗。

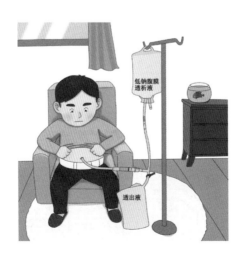

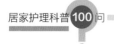 94 慢性肾脏病患者发生高钾血症有哪些
危害？日常生活如何预防血钾升高？

血钾过高会出现虚弱疲乏、肌肉酸痛、口唇发麻，
严重时可出现胸闷、呼吸困难、致命性心律失常，甚
至心脏骤停。

日常生活预防血钾升高，应注意以下几点：

（1）避免食用菜汁、果汁、生菜和水果。

（2）绿叶蔬菜先焯水再烹饪。

（3）不食用低钠盐及低钠酱油。

（4）慎用民间的中草药。

（5）积极预防和控制机体各种感染。

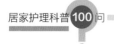 95 慢性肾脏病患者为什么会出现皮肤瘙
痒？如何缓解？

慢性肾脏病患者的皮肤瘙痒与钙、磷的浓度有关，
钙盐在皮肤异位沉着也可刺激肥大细胞增殖释放组织
胺，导致皮肤瘙痒。肾功能衰竭时，尿素氮、肌酐等
代谢物无法排出体外，在体内大量潴留，并随汗液从
体表排出，刺激皮肤引起皮肤瘙痒。

皮肤瘙痒严重时，透析患者可根据化验指标，按

医嘱调整透析方案，增加透析次数或延长透析时间；也可使用氯雷他定联合中药止痒液外用或者中药解毒汤口服，皮肤干燥时可适当涂抹无刺激性及无香味的润肤露，勤换床单、内衣裤等，剪短指甲，避免抓破皮肤。

96　如何控制腹膜透析患者磷的摄入？

腹膜透析患者宜摄入低磷区食物，如蛋白、水果、蔬菜、粉皮、粉条等；限制摄入中磷区食物，如鱼、虾、猪肉、羊肉、家禽，加工食物如加工饮料、加工肉制品、快餐、速溶食物、奶油、甜点等。避免摄入高磷区食物，如蛋黄、坚果、干豆、奶酪、动物内脏等。

进食中的控磷技巧：①只吃蛋白；②调整烹饪方法，肉类食物先切块浸泡，用水煮一下，倒掉肉汤后再食用；③选用新鲜肉食，不喝肉汤，少吃加工食品。

97　慢性肾脏病患者为何要保护双上肢血管？如何保护？

慢性肾脏病患者保护血管的主要目的是防止血管损伤。进入尿毒症期患者需要接受血液透析治疗，

"动静脉内瘘"是进行血液透析治疗的血管通路。一般提倡慢性肾脏病4期就要开始做好双上肢血管的日常保护。

保护血管请注意以下几点：

（1）保护双上肢皮肤完整，避免外伤、感染。

（2）避免穿戴过紧的衣物及手腕部佩戴饰品。

（3）腕部以上血管不输液、不抽血、不留置导管；必要时可选择手背及下肢静脉。

（4）加强自我保护意识，必要时告知医护人员保护血管的动机。

（5）进行上肢功能锻炼，做握拳运动、腕部关节运动、上肢运动。

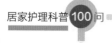 98　血液透析患者如何判断内瘘是否通畅？家中动静脉内瘘出血，该怎么处理？

（1）血液透析患者应学会每天用手指轻轻触摸内瘘处皮肤，如果感觉到"呼呼"的血管震颤，说明瘘管通畅；如果声音减弱、感觉不到震颤、穿刺部位红肿，甚至内瘘疼痛，需要及时就诊。

（2）血液透析患者如在家中发现动静脉内瘘出血，可立即压迫止血，压迫程度不要使血流中断并抬高手臂。当出现皮肤颜色呈深紫色时不要惊慌，24小时内禁止热敷，大约1个月左右皮肤会恢复正常颜色。

99 血液透析患者如何缓解口渴？如何控制饮水？

（1）尽量保持饮食清淡，可用棉棒湿润嘴唇或清水漱口；小冰块含化代替饮水；食用酸梅、薄荷糖刺激唾液分泌等方式来缓解口渴症状。

（2）一般来说，每周3次的血液透析患者，每天饮水量＝500毫升＋前一天的尿量。

100 一坐下来就抖腿是病吗？

抖腿是血液透析患者的常见并发症之一，称为"不宁腿综合征"。其主要表现为双侧膝关节以下肢体难以形容的感觉异常，如蚁走、针刺、烧灼或瘙痒样感觉，迫使患者不停地移动下肢或下地行走。大多发生在傍晚或夜间，安静或休息时加重，活动患肢后症状可减

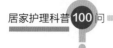

轻。病情较轻的患者可通过运动锻炼、物理疗法改善，中、重度以上的患者则需考虑药物手段进行治疗。

参考文献

[1]艾龙.泌尿系结石成分分析与预防复发健康指导分析[J].医学食疗与健康，2019(2):255.

[2]安力彬，陆虹.妇产科护理学[M].6版.北京：人民卫生出版社，2017.

[3]陈刚.颈椎术出院后该注意什么[J].家庭医药，2015, 2.

[4]陈华君.胆囊切除术后如何调理饮食[J].大健康，2020(20):44-45.

[5]陈敬.自我效能干预对肺癌术后患者呼吸功能锻炼依从性与肺功能的影响[J].护理实践与研究，2020,17(4):80-82.

[6]陈丽芳，王广阔，曾洁文，等.品管圈活动对提高心脏瓣膜置换术后患者口服华法林抗凝治疗的知晓率及依从性的影响[J].现代诊断与治疗，2019,30(11):1945-1947.

[7]陈艳.对接受人工流产术后的患者使用口服短效避孕药与放置宫内节育器进行避孕的效果对比[J].当代医药论丛，2020,18(3):90-91.

[8]戴晴，李伦兰，甘玉云，等.人工髋关节置换术后不同时期髋关节功能与自我护理能力的相关性研究[J].中国康复医学杂志，2017,32(10):1130-1134.

[9]邓城庆，朱晓雷，耿国军.胸腔镜肺叶切除术后咳嗽的

研究进展 [J]. 中国微创外科杂志，2020,4(20):354-357.

[10]邓美婷，邓冰，吴升冉 . 健康宣教联合结石成分分析对泌尿系结石患者预防结石复发的效果观察 [J]. 医药前沿，2021,11(20):127-128.

[11]丁洁 . 母乳喂养的常见问题的预防与护理[J]. 饮食保健，2016，3(5):118-119.

[12]杜爽，刘冰，孙琳 . 骨质疏松症患者的健康宣教及护理干预 [J]. 中国医药指南，2019,17(20):265-266.

[13]冯锐 . 产妇如何安全度过恶露期 [J]. 人人健康,2018(2):36-36.

[14]冯秀丽,卫韩丽 . 腹腔镜胆囊切除术的饮食护理观察[J].现代医药卫生，2016，32(11):1729-1730.

[15]高渊，孔颖 . 中药穴位贴敷对乳腺癌化疗相关性恶心、呕吐及其生活质量的影响 [J]. 中国中医药科技，2021(6):969-971.

[16]郭永滨 . 浅析年轻人使用耳机对听力的影响 [J]. 中国伤残医学，2018,26(11):92-94.

[17]国家消化系统疾病临床医学研究中心（上海），国家消化道早癌防治中心联盟，中华医学会消化病学分会幽门螺杆菌学组，等 . 中国幽门螺杆菌根除与胃癌防控的专家

共识意见（2019 年，上海）［J］. 中华健康管理学杂志，
2019,13(4):285-291.

[18]何岚，郑松柏. 老年人难治性便秘的常见原因及处理策略 [J]. 中华老年病研究电子杂志，2019(3):5.

[19]胡涅，陶慧. 优质护理促进盆底肌康复训练的效果 [J]. 国际护理学杂志 ,2021 (5):1700-1702.

[20]黄国宁，孙海翔，孙莹璞. 生殖医学词汇 [M]. 北京：人民卫生出版社，2021.

[21]黄国宁，孙莹璞，孙海翔. 辅助生殖技术 [M]. 北京：人民卫生出版社，2021.

[22]黄健，王建业、孔垂泽，等. 中国泌尿外科和男科疾病诊断治疗指南 [M]. 北京：科学出版社，2019.

[23]黄晓军. 实用造血干细胞移植 [M]. 2 版 . 北京：人民卫生出版社 ,2019.

[24]黄晓军. 造血干细胞移植问与答 [M]. 北京：人民卫生出版社 ,2020.

[25]江伟霞，陈素花. 出院后追踪护理干预对老年髋关节置换术患者生活质量的影响 [J]. 护理实践与研究，2017,14(13):50-52.

[26]江子芳，潘敏芳，吴怡，等. 输液港夹闭综合征的护

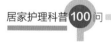

理及预防策略 [J]. 中华现代护理杂志，2017,23(25):3216-3218.

[27]蒋华，刘涛，方素珠 . 音乐疗法对改善癌症患者疼痛的影响 [J]. 护理实践与研究，2017,14(16):16-17.

[28]金玲 . 神经外科术后早期癫痫发作的危险因素及护理措施 [J]. 中国医药指南，2019,17(24):274-275.

[29]金星，王颖 . 医护患协同护理对三叉神经痛术后患者自我护理能力和心理韧性的影响 [J]. 中华现代护理杂志，2020,26(4):468-473.

[30]康杜新，张依蕾，李艳平，等 . 延续康复护理联合吞咽训练对脑卒中后吞咽困难和吸入性肺炎的影响 [J]. 国际护理学杂志，2020,39(1):5.

[31]雷双燕，寇文静，任笑寒，等 . 运动—心理—睡眠护理干预对食管癌放疗患者不良情绪和生活质量的影响 [J]. 中国肿瘤临床与康复，2020,27(12):1524-1527.

[32] 李阿敏，赵云飞，周立恒，等 . 维持性血液透析患者口渴的研究进展 [J]. 护士进修杂志，2020,35(15):1408-1412.

[33]李嫒，郭天智，陈丽 . 产妇产后乳房肿胀研究进展 [J]. 齐鲁护理杂志，2018,24(20): 95-97.

[34]李海琴.全程护理在慢性鼻窦炎鼻内镜手术中的应用[J].中国继续医学教育，2020,12(12):159-161.

[35]李乐之，路潜.外科护理学[M].6版.北京：人民卫生出版社，2017.

[36]李宁，李玲，何重香，等.西柚影响免疫抑制剂代谢机制的研究进展[J].中华移植杂志(电子版)，2016，10(1):41-44.

[37]李情洁，刘芯君，游进会，等.压力干预在静脉曲张微创术后患者中的应用效果研究[J].护理实践与研究，2017,14(2):68-70.

[38]李小寒，尚少梅，等.基础护理学[M].6版.北京：人民卫生出版社，2018.

[39]梁永春，王海芳，钮美娥，等.异基因造血干细胞移植患者的生活质量现况及其影响因素[J].解放军护理杂志，2017,34(12):13-17.

[40]刘树佳，韩金金，董霜，等.造血干细胞移植患者运动干预的研究进展[J].护理学杂志，2018,33(15):109-112.

[41]刘树佳，邢俊俊，董霜，等.造血干细胞移植患者疲乏的影响因素与干预研究进展[J].中国护理管理，2019,19(1):156-160.

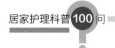

[42]刘天艺，喻姣花，李素云，等.成人围术期肺康复管理的最佳证据总结[J].护理学杂志，2021,36(2):88-92.

[43]刘震，尚伟.卒中后癫痫发作与卒中后癫痫[J].中国卒中杂志，2017,12(4):332-335.

[44]刘志红，李贵森.中国慢性肾脏病矿物质和骨异常诊治指南[M].北京：人民卫生出版社，2019.

[45]陆银春，曹琪，孙军霞，等.洗澡专用透明防水防护袖套在静脉留置导管患者中的应用[J].中华现代护理杂志，2018,24(4):468-470.

[46]罗红侠，李莉.基于护士主导的家庭支持对颅脑术后并发癫痫患者负性情绪、遵医行为及自我护理能力的影响[J].医学临床研究，2021,38(11):1736-1739.

[47]罗艳，王婧，李小妹，等.女性护理本科生排尿行为现状及其影响因素研究[J].护理研究，2018,32(17):2726—2729.

[48]彭婷华，叶燕，袁红瑜.MVD术治疗三叉神经痛术后并发症的观察及护理[J].当代护士（中旬刊），2021,28(3):38-40.

[49]秦龙，张志清.儿童腺样体切除术后鼻腔冲洗的疗效观察[J].世界最新医学信息文摘，2020,20(84):99-100.

[50]上海市抗癌协会癌症康复与姑息专业委员会.化疗所致恶心呕吐全程管理上海专家共识(2018年版)[J].中国癌症杂志，2018(12):946-953.

[51]沈永菊，翁剑侠，葛允荣，等.标准化皮肤护理干预对乳腺癌放疗后皮肤损害的疗效观察[J].中华全科医学，2016，14(5):858-859，878.

[52]首都医科大学附属北京妇产医院，北京妇幼保健院，北京预防医学学会妇女保健分会.哺乳期乳腺炎诊治专家建议[J].中国临床医生杂志，2019,47(11):1276-1281.

[53]四川大学华西循证护理中心，中华护理学会护理管理专业委员会，中华医学会神经外科学分会.中国卒中肠内营养护理指南[J].中国循证医学杂志，2021,21(6):628-641.

[54]宋洁.无缝隙护理在乳头凹陷初产妇母乳喂养中的应用[J].国际护理学杂志，2021,40(2):294-297.

[55]孙莹璞，黄国宁，孙海翔.临床技术操作规范辅助生殖技术和精子库分册[M].北京：人民卫生出版社，2021.

[56]田国华，赵英.截肢术后幻肢痛的临床治疗进展[J].继续医学教育，2017,31(1):123-125.

[57]田金洲，解恒革，王鲁宁，等.中国阿尔茨海默病痴呆诊疗指南(2020年版)[J].中华老年医学杂志，

2021,40(3):269-283.

[58]童莺歌,田素明.疼痛护理学[M].杭州:浙江大学出版社,2017.

[59]汪平,熊维政,武惠斌,等.中国药房,2015,5(32):4596-4598.

[60]王爱兵,胡文博,王宁宁.止痒外洗方联合氯雷他定治疗维持性血液透析患者皮肤瘙痒的疗效研究[J].中国现代医学杂志,2018,28(13):91-94.

[61]王丹.循证护理在泌尿系结石复发预防及护理中的效果观察[J].医药前沿,2018,16(34):231-232.

[62]王鹏程,孟爱凤,智晓旭,等.芳香疗法预防肿瘤患者化疗后恶心及呕吐的系统评价[J].解放军护理杂志,2020,37(4):6-10.

[63]王婷,李维佳.经鼻蝶入路垂体瘤切除术后并发症的临床护理干预[J].中国医药指南,2020.18(15):231-232.

[64]王威,蔡贤华.骨科内固定物取出与否的研究进展[J].中华创伤杂志,2016,32(12):1142-1146.

[65]王晓锋,韩艳艳,张林波,等.集束化护理干预对瓣膜置换术后患者华法林抗凝依从性的影响[J].国际医药卫生导报,2020,26(3):307-310.

[66]魏超 . 探讨癫痫病人的急救与护理 [J]. 实用临床护理学电子杂志，2019,4(21):152-153.

[67] 吴爱纯，吴磊，李红波 . 气压疗法联合艾灸治疗血液透析患者不宁腿综合征的疗效观察 [J]. 中华物理医学与康复杂志，2021,43(10):924-926.

[68]吴超君 . 成人静脉输液港维护的循证实践 [D]. 南京医科大学，2018.

[69]吴梦媛，王小艳，谢汝慧 . 非药物干预措施对晚期肿瘤患者癌性疼痛控制及睡眠质量的影响 [J]. 中国医药导报，2021(10):167-171.

[70]吴然，白姣姣 . 基于足踝生物力学的糖尿病足护理研究进展 [J]. 护理学杂志，2019,34(3):13-16.

[71]席淑新，赵佛容 . 眼耳鼻咽喉口腔科护理学 [M]. 北京：人民卫生出版社，2017.

[72]谢蕾，李燕玲，靳小雯，等 . 临床护理路径在食管支架术健康教育的应用效果评价 [J]. 临床消化病杂志，2018,30(3):161-16.

[73]谢幸，孔北华，段涛 . 妇产科学 [M]. 9 版 . 北京：人民卫生出版社，2018.

[74]谢亚丽，孔雅君，王转利 . 护理干预在提高乳头内陷孕

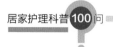

产妇母乳喂养率中的应用效果 [J]. 实用临床护理学电子杂志，2018,3(34):134.

[75]邢爱霞 . 综合护理干预对小儿高热惊厥家属心理状态的影响分析 [J]. 中国初级卫生保健，2019,33(1):77-78.

[76]徐宾 . 胰腺炎的发生及预防 [J]. 临床医药文献电子杂志，2020,7(36):25.

[77]徐敏，赵慧莉，张仪芝 .56 例食管癌患者术后延续饮食指导的实践 [J]. 中华护理杂志，2016,51(4):400-403.

[78]徐琴鸿，刘丽萍 . 护理技能操作流程与评分标准 [M]. 宁波：宁波出版社，2019.

[79]阳彩红 . 以人文关怀为依托的延续性护理对动静脉内瘘术病人居家休养的干预效果观察 [J]. 蚌埠医学院学报，2019,44(9):1282-1285.

[80]杨晓敏，朱玮 . 母乳喂养及常见问题护理概述 [J]. 上海护理，2020,20(1):62-65.

[81]尹芝华，何清义，许建中 . 脊柱内固定术后患者支具外固定的应用与指导 [J]. 中国临床康复，2004，8(35):7993-7995.

[82]尤黎明，吴瑛 . 内科护理学 [M]. 北京：人民卫生出版社 ,2017.

[83]尤黎明，吴瑛.内科护理学[M].北京：人民卫生出版社，2017.

[84]詹秋楠，刘桂凌，李丹丹，等.不宁腿综合征在维持性腹膜透析患者中的危险因素分析[J].中国血液净化，2020,19(10):656-659.

[85]张帆.自我效能增强护理干预对乳头凹陷产妇乳头异常矫正及母乳喂养的影响[J].全科护理，2020,18(16):1933-1936.

[86]张鸿莹.HFMEA模式对心脏机械瓣膜置换术后患者华法林抗凝管理的影响[J].国际医药卫生导报，2021,27(6):915-920.

[87]张利.移情疗法联合三阶梯止痛对晚期癌症患者疼痛控制及生活质量的影响[J].国际护理学杂志，2018,37(11):1556-1559.

[88]张琳琪，王天有.实用儿科护理学[M].北京：人民卫生出版社，2018.

[89]张晓平，蔡平，陈雪英.PICC标准化护理及健康宣教[J].国际医药卫生导报，2011,17(16):2064-2067.

[90]章娟，邵艳，兰军，等.音乐结合放松疗法对肝癌介入治疗患者焦虑及疼痛的影响[J].护理学杂志：外科版，

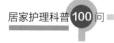
2015(6):86-88.

[91]赵传琳，任秦有，郑瑾，等．癌性疼痛的中医外治法研究进展 [J]. 中国中医急症，2021(4):740-744.

[92]赵会玲，张小燕，余蓉．气道异物患儿家长相关知识知晓情况调查分析 [J]. 中华现代护理杂志,2015, 21(23):2797-2799.

[93]郑琼娜，黄宣，宋震亚，等．护理干预对幽门螺杆菌根除率的影响 [J]. 浙江临床医学，2014, 16(2):326-327.

[94]中国抗癫痫协会．临床诊疗指南：癫痫分册 [M]. 北京：人民卫生出版社,2015.

[95]中国免疫学会神经免疫分会，常婷，李柱一，等．中国重症肌无力诊断和治疗指南 (2020 版)[J]. 中国神经免疫学和神经病学杂志，2021,28(1):1-12.

[96]中国医师协会功能神经外科专家委员会，中华医学会神经外科学分会功能神经外科学组，中国医师协会神经调控专业委员会，等．神经外科手术机器人辅助脑深部电刺激手术的中国专家共识 [J]. 中国微侵袭神经外科杂志，2021,26(7):291-295.

[97]中华护理学会 .T/CNAS 17-2020 成年女性压力性尿失禁护理干预 [S]. 中华护理学会，2020.

[98]中华神经外科学会神经创伤专业组，中华创伤学会神经损伤专业组，中国神经外科医师协会神经创伤专家委员会．创伤性颅骨缺损成形术中国专家共识[J]．中华神经外科杂志，2016,32(8):767-770.

[99]中华医学会妇产科学分会妇科盆底学组．女性压力性尿失禁诊断和治疗指南（试行)[J]．中华妇产科杂志,2011,46(10):796-798.

[100]中华医学会神经病学分会，中华医学会神经病学分会神经肌肉病学组，中华医学会神经病学分会肌电图与临床神经电生理学组．中国特发性面神经麻痹诊治指南[J]．中华神经科杂志，2016(2):84-86.

[101]中华医学会神经病学分会帕金森病及运动障碍学组，中国医师协会神经内科医师分会帕金森病及运动障碍学组．中国帕金森病治疗指南（第四版）[J]．中华神经科杂志，2020,53(12):973-986.

[102]中华医学会外科学分会胃肠外科学组，中国医师协会外科医师分会胃肠道间质瘤诊疗专业委员会，中国临床肿瘤学会胃肠间质瘤专家委员会，等．胃肠间质瘤全程化管理中国专家共识（2020 版）［J］．中国实用外科杂志，2020,40(10):1109-1118.

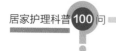

[103]中华医学会消化病学分会幽门螺杆菌和消化性溃疡学组，全国幽门螺杆菌研究协作组，刘文忠，等.第五次全国幽门螺杆菌感染处理共识报告［J］.胃肠病学，2017,22(6):346-360.

[104]中华医学会消化内镜学分会外科学组，中国医师协会内镜医师分会消化内镜专业委员会，中华医学会外科学分会胃肠外科学组.中国消化道黏膜下肿瘤内镜诊治专家共识（2018版）[J].中华消化外科杂志，2018,17(8):767-778.

[105]中华医学会眼科分会白内障与人工晶状体学组.我国白内障围手术期非感染性炎症反应防治专家共识（2015年）[J].中华眼科杂志，2015，51(3):163-166.

[106]钟英强.慢性腹泻与功能性胃肠病[J].中华全科医师杂志，2018,17(10):4.

[107]周瑾，廖荣荣，吴秀梅，等.掀针治疗肿瘤化疗所致恶心、呕吐的应用效果[J].解放军护理杂志，2021,38(7):90-92.

[108]周铁成，郑巧，向生霞，等.化疗药物引起皮肤色素沉着中西医治疗研究概述[J].内蒙古中医药，2019,38(2):113-115.

[109]朱燕妮，穆琳琳.小儿高热惊厥护理中护理干预的应

用评价 [J]. 中国实用医药，2017,12(4):180-182.

[110]庄雪峰 .64 例儿童上呼吸道感染致高热惊厥的急救与护理 [J]. 实用临床护理学电子杂志，2017,2(48):130-135.

[111]邹健，李凯，邱洪清 . 肠息肉内镜下治疗后并发出血相关危险因素分析 [J]. 当代医学，2018,24(19):11-14.

[112]Veitch AM，et al.Endoscopy in patients on antiplatelet or anticoagulant therapy:British Societ of Gastroenterology(BSG) and European Society of Gastrointestinal Endoscopy(ESGE) guideline update[J]. Endoscopy，2021,53(9):947-969.

[113]Widén S E ,Möller C ,Kähäri K. Headphone listening habits，hearing thresholds and listening levels in Swedish adolescents with severe to profound HL and adolescents with normal hearing[J].International Journal of Audiology，2018,57(10):730-736.